RÉPUBLIQUE FRANÇAISE

DÉPARTEMENT DU GERS

ASILE D'ALIÉNÉS D'AUCH

RAPPORT MÉDICAL

ET

COMPTE-RENDU ADMINISTRATIF

ANNÉE 1922

AUCH
Société anonyme Th. BOUQUET

1923

RÉPUBLIQUE FRANÇAISE

DÉPARTEMENT DU GERS

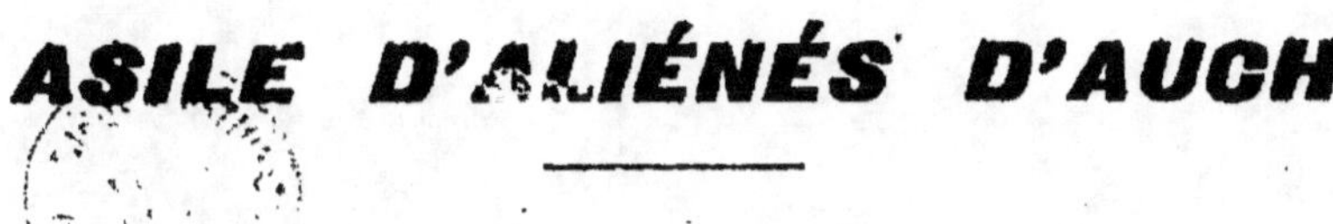

RAPPORT MÉDICAL

ET

COMPTE-RENDU ADMINISTRATIF

ANNÉE 1922

AUCH
Société anonyme Th. BOUQUET

1923

Tableau 1   MOUVEMENT DE LA POPULATION

ÉLÉMENTS DU MOUVEMENT	HOMMES		FEMMES		TOTAL		
	Volontaires	D'office	Volontaires	D'office	PAR SEXE H.	PAR SEXE F.	Des 2 Sexes
Population au 1er janvier 1922....	32	163	15	303	195	318	513
1° *Entrées*							
Première fois	6	16	6	20	22	26	48
Rechute	2	5	2	3	7	5	12
Transfert........................	»	2	»	2	2	2	4
Total des entrées.........	8	23	8	25	31	33	64
Population traitée pendant l'année 1922	40	186	23	328	226	351	577
2° *Sorties*							
Guérison	4	5	1	4	9	5	14
Amélioration	3	6	1	3	9	4	13
Transfert........................	»	3	»	2	3	2	5
Autres causes....	»	1	»	»	1	»	1
Total des sorties.........	7	15	2	9	22	11	33
3° *Décès*	2	11	3	18	13	21	34
Total des sorties et des décès..	9	26	5	27	35	32	67
Total général..	31	160	18	301	191	319	510
Transformation de placement ...	»	»	»	»	»		
Reste au 31 décembre 1922.......	31	168	18	301	191	319	510
	191		319		510		

CHAPITRE II

ADMISSIONS

TABLEAU II. — Premières admissions. — Diagnostic des formes mentales.

		H.	F.	Total des 2 sexes
Folies simples	Manie	4	4	8
	Mélancolie { simple	4	4	8
	Mélancolie { avec idées de persécution	1	3	4
	Psychose périodique	»	»	»
	Délire de persécution	2	3	5
	Confusion mentale	2	»	2
Dégénérescence mentale		1	»	1
Folie alcoolique		»	»	»
Paralysie générale		»	1	1
Folie épileptique, idiotie et imbécillité		5	1	6
Démences	Précoce	3	6	9
	Organique	1	3	4
	Sénile	1	3	4
Total		24	28	52

TABLEAU III. — Premières admissions. — Etat civil des malades

	Folies simple		Dégénér. mentale		Paralysie générale		Epilepsie et idiotie		Démences		Total par sexe	
	H	F	H	F	H	F	H	F	H	F	H	F
Célibataires	9	4	1	»	»	»	4	1	3	3	17	8
Mariés	2	7	»	»	»	1	»	»	2	6	4	14
Veufs	»	3	»	»	»	»	»	»	»	3	»	6
Divorcés	»	»	»	»	»	»	»	»	»	»	»	»
Sans renseignemts	2	»	»	»	»	»	1	»	»	»	3	»
Totaux	13	14	1	»	»	1	5	1	5	12	24	28

TABLEAU IV. — Premières admissions. — Age des malades

	Folies simples		Dégén. mentale		Paralysie générale		Epilepsie et idiotie		Démences		Total par sexe	
	H	F	H	F	H	F	H	F	H	F	H	F
Moins de 20 ans	1	»	»	»	»	»	1	»	»	»	2	»
de 20 à 25 ans	2	1	1	»	»	»	»	»	1	1	4	2
de 25 à 30 ans	1	2	»	»	»	1	1	1	»	2	2	6
de 30 à 40 ans	4	5	»	»	»	»	1	»	1	2	6	7
de 40 à 50 ans	3	3	»	»	»	»	2	»	»	2	5	5
de 50 à 60 ans	1	2	»	»	»	»	»	»	1	2	2	4
de 60 à 70 ans	1	1	»	»	»	»	»	»	2	2	3	3
au-dessus de 70 ans	»	»	»	»	»	»	»	»	»	1	»	1
sans renseignem^ts	»	»	»	»	»	»	»	»	»	»	»	»
Totaux	13	14	1	»	»	1	5	1	5	12	24	28

TABLEAU V. — Premières admissions. — Professions des malades

	Folies simples		Dégén. mentale		Paralysie générale		Epilepsie et idiotie		Démences		Total
	H	F	H	F	H	F	H	F	H	F	
Maréchal-ferrant	»	»	1	»	»	»	»	»	»	»	1
Agriculteurs	3	»	»	»	»	»	»	»	»	»	3
Cordonnier	»	»	»	»	»	»	»	»	1	»	1
Propriétaires	3	2	»	»	»	»	»	»	»	»	5
Cultivateurs	2	1	»	»	»	»	1	1	1	1	7
Journaliers	3	»	»	»	»	»	»	»	»	»	3
Répétiteur	»	»	»	»	»	»	»	»	1	»	1
Ménagères	»	4	»	»	»	1	»	»	»	7	12
Institutrices	»	2	»	»	»	»	»	»	»	»	2
Domestiques	»	1	»	»	»	»	»	»	»	»	1
Sans profession	2	4	»	»	»	»	3	»	2	3	14
Pas de renseign^ts	»	»	»	»	»	»	1	»	»	1	2
Totaux	13	14	1	»	»	1	5	1	5	12	52

TABLEAU VI. — Premières admissions. — Admissions par mois

	Folies simples		Dégénér. mentale		Paralysie générale		Epilepsie et idiotie		Démences		Total par sexe	
	H	F	H	F	H	F	H	F	H	F	H	F
Janvier....	2	»	1	»	»	»	»	1	1	4	4	5
Février ...	2	»	»	»	»	»	1	»	»	»	3	»
Mars......	2	4	»	»	»	»	1	»	»	1	3	4
Avril......	»	1	»	»	»	»	»	»	»	»	»	1
Mai........	»	»	»	»	»	»	»	»	»	1	»	1
Juin	1	4	»	»	»	»	»	»	»	»	1	4
Juillet	1	1	»	»	»	1	»	»	»	1	1	3
Août......	»	1	»	»	»	»	»	»	2	2	2	3
Septembre	»	»	»	»	»	»	1	»	1	2	2	2
Octobre ...	»	2	»	»	»	»	»	»	»	2	»	4
Novembre.	2	1	»	»	»	»	»	»	»	»	2	1
Décembre .	3	»	»	»	»	»	2	»	1	»	6	»
Totaux .	13	14	1	»	»	1	5	1	5	12	24	28

CHAPITRE III

SORTIES

TABLEAU VII. — 1° Par guérisons. — Variétés mentales.

			H	F
Folies simples	Manie............................		4	3
	Mélancolie.	Simple.................	1	1
		avec idées de persécution....	»	»
	Psychose périodique............		»	1
	Délire de persécution...........		»	»
	Confusion mentale...............		3	»
Dégénérescence mentale			»	»
Folie alcoolique.............			»	»
Paralysie générale..........			»	»
Folie épileptique et idiotie, imbécillité.....			1	»
Démences	Précoce		»	»
	Organique		»	»
	Sénile		»	»
	Totaux.........		9	5

TABLEAU VIII. — Guérisons par âge.

	Folies simples		Epilepsie et idiotie		Démences		Total par sexe	
	H	F	H	F	H	F	H	F
Au-dessous de 15 ans.........	»	»	»	»	»	»	»	»
De 15 à 20 ans	1	»	»	»	»	»	1	»
De 20 à 25 »	1	»	»	»	»	»	1	»
De 25 à 30 »	»	1	»	»	»	»	»	1
De 30 à 40 »	3	1	»	»	»	»	3	1
De 40 à 50 »	3	2	»	»	»	»	3	2
De 50 à 60 »	»	»	»	»	»	»	»	»
De 60 à 70 »	»	1	»	»	»	»	»	1
Au-dessus de 70 ans.........	»	»	»	»	»	»	»	»
Sans renseignements.........	»	»	1	»	»	»	1	»
Totaux	8	5	1	»	»	»	9	5

TABLEAU IX. — Durée de séjour à l'asile.

	Folie simple		Epilepsie et idiotie		Démences		Total par sexe	
	H	F	H	F	H	F	H	F
Quelques jours à un mois.........	2	»	»	»	»	»	2	»
De 1 à 3 mois.........	1	2	»	»	»	»	1	2
De 3 à 6 mois	3	2	»	»	»	»	3	2
De 6 à 12 mois	1	»	»	»	»	»	1	»
De 1 à 2 ans	1	1	1	»	»	»	2	1
De 2 à 5 ans	»	»	»	»	»	»	»	»
Au dessus de 5 ans.........	»	»	»	»	»	»	»	»
Totaux.............	8	5	1	»	»	»	9	5

TABLEAU X. — 2° Sorties pour autres causes.

7 améliorés.	4 hommes	3 femmes	7
5 par transfert.........	3 —	2 —	5
6 sur demande des familles	5 —	1 —	6
1 par évasion..	1 —	» —	1
		Total.............	19

TABLEAU XI. — 3ᵉ Provenance des malades sortis guéris, améliorés ou pour autres causes.

	Hommes	Femmes	Total
Gers	17	9	26
Seine	1	»	1
Autres départements	3	2	5
Ministères	1	»	1
Totaux	22	11	33

CHAPITRE IV

DÉCÈS

TABLEAU XII. — Provenance des malades décédés dans l'année.

	Hommes	Femmes	Total
Gers	7	12	19
Seine	3	7	10
Autres départements	2	»	2
Ministère de l'Intérieur	1	2	3
Totaux	13	21	34

TABLEAU XIII. — Causes et variétés mentales des décédés.

	Folies simples		Paralysie générale		Epilepsie et idiotie		Démences		Total	
	H	F	H	F	H	F	H	F	H	F
Asystolie	1	»	»	»	»	»	»	»	1	»
Congestion pulmonaire	»	1	»	»	»	»	1	»	1	1
Urémie	»	»	»	»	1	»	1	»	2	»
Pneumonie	2	1	»	»	»	1	»	»	2	2
Gangrène sénile	»	»	»	»	»	»	1	»	1	»
Ramollissement cérébral	»	1	»	»	»	»	2	»	2	1
Marasme sénile	»	»	»	»	»	»	1	»	1	»
Apoplexie cérébrale	1	»	»	»	»	»	»	»	1	»
Insuffisance rénale	»	»	»	»	»	»	1	»	1	»
Tuberculose pulmonaire	»	1	»	»	»	»	1	»	1	1
Paralysie générale	»	1	»	2	»	»	»	»	»	3
Cachexie nerveuse	»	1	»	1	»	»	»	3	»	5
Marasme paralytique	»	»	»	»	»	»	»	2	»	2
Embolie	»	1	»	»	»	»	»	»	»	1
Cachexie tuberculeuse	»	»	»	»	»	»	»	1	»	1
Ictus apoplectique	»	»	»	»	»	»	»	1	»	1
Epilepsie	»	»	»	»	»	1	»	»	»	1
Entérite	»	»	»	»	»	1	»	»	»	1
Néphrite	»	1	»	»	»	»	»	»	»	1
Totaux	4	8	»	3	1	3	8	7	13	21

TABLEAU XIV.— Décès. — Mortalité par mois.

	Folies simples		Paralysie générale		Epilepsie et idiotie		Démences		Total	
	H — F		H — F		H — F		H — F		H — F	
Janvier...............	1	1	»	1	»	»	1	»	2	2
Février...............	»	»	»	»	»	»	»	1	»	1
Mars................	1	2	»	1	1	»	1	1	3	4
Avril................	»	»	»	»	»	»	»	»	»	»
Mai.................	»	»	»	»	»	»	1	»	1	»
Juin................	»	»	»	»	»	»	1	1	1	1
Juillet..............	1	1	»	»	»	»	»	2	1	3
Août................	»	»	»	»	»	»	3	1	3	1
Septembre	»	3	»	»	»	2	»	»	»	5
Octobre.............	»	1	»	1	»	1	1	»	1	3
Novembre...........	»	»	»	»	»	»	»	»	»	»
Décembre...........	1	»	»	»	»	»	»	1	1	1
Totaux..	4	8	»	3	1	3	8	7	13	21

TABLEAU XV. — Durée du séjour des aliénés décédés.

	Folies simples		Paralysie générale		Epilepsie et idiotie		Démences		Total	
	H — F		H — F		H — F		H — F		H — F	
Moins de 8 jours...	»	»	»	»	»	»	»	»	»	»
de 8 à 15 ...	1	»	»	»	»	»	1	»	2	»
de 15 jours à 1 mois	»	»	»	»	»	»	»	1	»	1
de 1 mois à 3 —	»	»	»	2	»	»	»	1	»	3
de 3 mois à 6 —	»	»	»	»	»	1	»	»	»	1
de 6 mois à 1 an...	»	»	»	»	»	»	1	»	1	»
de 1 au à 2 ans.....	1	1	»	1	»	»	»	»	1	2
de 2 ans à 5 ans.....	1	3	»	»	»	»	1	2	2	5
Plus de 5 ans......	1	4	»	»	1	2	5	3	7	9
Totaux.....	4	8	»	3	1	3	8	7	13	21

TABLEAU XVI. — Age des aliénés décédés

	Folies simples		Paralysie générale		Epilepsie et Idiotie		Démences		Total	
	H	F	H	F	H	F	H	F	H	F
Moins de 20 ans....	»	»	»	»	»	»	»	»	»	»
de 20 à 25 —	»	»	»	»	»	»	»	»	»	»
de 25 à 30 »	»	»	»	»	»	»	»	1	»	1
de 30 à 40 »	»	»	»	1	»	2	1	»	1	3
de 40 à 50 »	1	1	»	1	1	1	1	2	3	5
de 50 à 60 »	2	2	»	1	»	»	1	2	3	5
de 60 à 70 »	1	3	»	»	»	»	4	2	5	5
de 70 à 80 »	»	2	»	»	»	»	»	»	»	2
Plus de 80 ans......	»	»	»	»	»	»	1	»	1	»
Age inconnu	»	»	»	»	»	»	»	»	»	»
Totaux......	4	8	»	3	1	3	8	7	13	21

SUICIDES

Il n'y a eu aucun suicide.

	INDIGENTS										PENSIONNAIRES										TOTAL GÉNÉRAL		
	Gers		Seine		Autres départements		Ministères		Total		1re Classe		2e Classe		3e Classe		4e Classe		Total		Par sexe		des deux sexes
	H	F	H	F	H	F	H	F	H	F	H	F	H	F	H	F	H	F	H	F	H	F	
Présents au 1er janvier 1922...	84	99	34	147	5	6	39	51	163	303	»	»	16	»	5	5	11	10	32	15	195	318	513
Admissions...........	18	23	»	1	3	1	2	»	23	25	»	1	2	1	1	1	3	5	8	8	31	33	64
Population traitée.....	102	122	34	148	9	7	41	51	186	328	»	1	18	1	6	6	16	15	40	23	226	351	577
Transformations de placement. .	+ 1	»	»	»	+ 4	»	— 5	»	»	»	»	— 1	»	+ 1	+ 3	— 1	— 3	+ 1	»	»	»	»	»
Totaux	103	122	34	148	13	7	36	51	186	328	»	»	18	2	9	5	13	16	40	23	226	351	577
Sorties...............	10	7	1	»	3	2	1	»	15	9	»	»	»	»	3	1	4	1	7	2	22	11	33
Décès................	6	9	2	7	2	»	1	2	11	18	»	»	1	»	»	1	3	2	3	3	13	21	34
Totaux à déduire.	16	16	3	7	5	2	2	2	26	27	»	»	1	»	3	1	5	4	9	5	35	32	67
Reste au 31 décembre 1922...	87	106	31	141	8	5	34	49	160	301	»	»	17	2	6	4	8	12	34	18	191	319	510

ARTICLES DU BUDGET	NATURE DES RECETTES	PRÉVISIONS	DROITS ACQUIS	RECETTES effectuées	RESTES à recouvrer
	CHAPITRE I. — RECETTES ORDINAIRES				
	Section I. — Recettes en argent.				
1	Fermages des biens ruraux	2.000 »	200 »	200 »	»
2	Rentes sur l'Etat	5.344 »	5.344 »	5.344 »	»
3	Intérêts de fonds placés au Trésor	1.065 08	3.283 81	3.283 81	»
4	Aliénés au compte du Gers	242.725 »	240.733 50	238.954 25	1.779 25
5	— d'autres départements	291.270 »	293.634 60	290.929 80	2.704 80
6	— des ministères	137.970 »	131.898 20	58.347 80	73.550 40
7	— au compte des familles 1re classe	3.467 50	494 »	494 »	»
8	— — 2e —	27.375 »	50.077 50	39.120 »	10.957 50
9	— — 3e —	18.067 50	16.808 »	12.358 50	4.449 50
10	— — 4e —	27.375 »	33.589 »	28.160 »	5.429 »
11	Domestiques au compte des familles	»	»	»	»
12	Vente des os et objets hors service	300 »	334 »	334 »	»
13	Vente des produits excédant les besoins	2.000 »	905 06	905 06	»
14	Recettes accidentelles	5.000 »	4.996 32	4.996 32	»
15	Abonnement aux trousseaux	4.000 »	9.055 »	7.170 »	1.885 »
16	Remboursement des frais de transfèrement	600 »	333 »	316 »	17 »
	TOTAL DES RECETTES EN ARGENT	768.557 08	791.685 99	690.913 54	100.772 45
	Section II. — Recettes en nature.				
17	Revenus en nature	80.000 »	64.299 01	64.299 01	»
18	Produit du travail	30.000 »	29.771 50	29.771 50	»
	TOTAL DES RECETTES ORDINAIRES. — CHAPITRE I	878.557 08	885.756 50	783.984 05	100.772 45
	CHAPITRE II. — RECETTES EXTRAORDINAIRES [Néant].				
	CHAPITRE III — RECETTES SUPPLÉMENTAIRES				
1	Excédent de 1921	234.042 54	234.042 54	234.042 54	»
	Restes à recouvrer.				
	a) de l'exercice 1915 :				
2	Gouvernement espagnol, transfert Marsol 1915	40 »	40 »	»	40 »
	b) de l'exercice 1916 :				
3	Gouvernement espagnol, année 1916	579 20	579 20	»	579 20
	c) de l'exercice 1917.				
4	Gouvernement espagnol, 2e trimestre 1917	142 40	142 40	»	142 40
	d) de l'exercice 1918				
5	Au compte de la Meuse, frais de transfert 1918	49 65	49 65	»	49 65
6	— de la famille Tursan, 4e trimestre 1918	153 »	153 »	»	153 »
7	— de l'Intérieur, 4e trimestre 1918 (solde)	3.758 80	3.758 80	3.758 80	»
8	— de la Justice, 3e et 4e trimestre 1918	315 »	315 »	315 »	»
9	Gouvernement espagnol, année 1918	746 »	746 »	»	746 »
	A reporter	239.826 59	239.826 59	238.116 34	1.710 25

ARTICLES DU BUDGET	NATURE DES RECETTES	PRÉVISIONS	DROITS ACQUIS	RECETTES effectuées	RESTES à recouvrer
	Report.	239 826 59	239.826 59	238.116 34	1.710
	e) de l'exercice 1919 :				
10	Gouvernement espagnol, année 1919........	876 »	876 »	»	76 »
11	Au compte de la Seine, rapatriement Bée. 1919........	6 10	2	»	6 1
12	— du Gers, transfert Maupas. 1919...........	22 75	2₉ 12	»	04 58
	f) de l'exercice 1920 ;				320 0477 8 2955
13	Au compte de la Gironde, 4ᵉ trimestre 1920	938 40	938 0.	»	1.870 »
14	— du gouvernement espagnol, année 1920....	1.870 »	1.870	»	
	g) de l'exercice 1921 :				
15	Au compte du Gers. 4ᵉ trim 1921 (partie).............	8.298 »	8.298 »	8.298 »	»
16	— d'Armentières. 4ᵉ trim. 1921...............	386 40	386 40	386 40	»
17	— de la Gironde. —	1.159 20	1.159 20	1.159 20	»
18	— de la Hte-Garonne. —	386 40	386 40	386 40	»
19	— du Nord, —	1.159 20	1.159 20	1.159 20	»
20	— de l'intérieur. état B, 3ᵉ trim. 1921...........	18.160 80	18.160 80	18.160 80	»
21	— — 4ᵉ —	17.724 »	17.724 «	17.724 »	»
22	— de l'Intérieur. état annuel C, 1921...........	60.039 »	60.039 »	60.039 »	»
23	— du gouvernement espagnol, année 1921	1.881 60	1.881 60	»	1.881 60
	Totaux des recettes supplémentaires...	352.734 44	352.734 44	345.429 34	7.305 10
	Totaux des recettes ordinaires.........	878.557 08	885.756 50	784.984 05	100.772 45
	Totaux généraux des recettes....	1.231.291 52	1.238.490 94	1.130.413 39	108.077 55

DÉTAIL DE LA GESTION FINANCIÈRE DE 1922

1. — RECETTES EN ARGENT.

Art 1er. — *Fermage des biens ruraux*..............   200   »

Somme provenant de la location d'une partie du domaine de Lavacan.

Art. 2. — *Rentes sur l'État*.....................   5.344   »

Même somme que l'année précédente.

2.344 francs provenant d'un capital de la mense épiscopale, dont les intérêts sont attribués à l'asile.

3.000 francs représentant la rente souscrite par l'asile aux emprunts de 1915 et 1916.

Art. 3. — *Intérêts de fonds placés au Trésor*...   3.283 81

Augmentation sur 1921, par suite de placements successifs.

Art. 4. — *Malades du département du Gers*....   238.954 25

Augmentation sur 1921 de 8.954 fr. 25.

Reste à recouvrer sur cet article une somme de 1.779 fr. 25, afférente au 4e trimestre de 1922.

Art. 5. — *Malades d'autres départements.*   290.929 80

DÉTAIL DES DROITS

Seine	271.740 20
Marne	2.562 »
Puy-le-Dôme	247 80
Aisne	1.533 »
Gironde	3.414 60
Hautes-Pyrénées	7 362 60
Haute-Garonne	642 60
Nord	4.590 »
Armentières	1.533 »
Total	293.634 60

Diminution de 16.090 fr. sur 1921, due à des décès et sorties par transfert dans d'autres asiles.

Il reste à recouvrer une somme de 2.704 fr. 80 sur 1922, provenant du département de l'Aisne, 4e trimestre, 386 fr. 40 ; Gironde, 4e trimestre, 772 fr. 80 ; Hautes-Pyrénées, 4e trimestre, 1.545 fr. 60.

Art. 6. — *Malades des Ministères :* 58.347 80

DÉTAIL DES DROITS

Intérieur, contingents normaux....	128.782 40
d° réfugiés......	2.645 20
Gouvernement Espagnol	88 20
Enfants assistés du département du Gers	1.468 60
Total...............	132.984 40

Il reste en outre à recouvrer: Intérieur Etat B, 4e trim. 1922: 17.388 fr. ; Intérieur Etat annuel C, 1922: 56.162 fr. 40 ; au compte du Gouvernement Espagnol année 1922: 88 fr. 20 (ajoutée à 6.135 fr. 20, restes antérieurs, font une somme de 6.223 fr. 40 due par ce Gouvernement à l'Asile).

Art. 7. — *Pensionnaires de 1re classe.* 494 »

L'Asile a eu au cours du 1er trim. 1922, une pensionnaire à cette classe, qui fut placée à la 2e classe au 2e trimestre.

Art 8. — *Pensionnaires de 2e classe.* 39.120 »

Augmentation de 17.730 fr. sur 1921, par suite de placements d'anciens militaires pensionnés au titre de la loi du 31 mars 19.9, le prix de pension à cette classe est de 7 fr. 50 par jour.

Art. 9. — *Pensionnaires de 3e classe...... ...* 12.358 50

Le prix de pension à cette classe est de 5 fr. 50 par jour.

Art. 10. — *Pensionnaires de 4e classe. ....* 28.160 »

Augmentation de 2.105 fr. sur 1921, le prix de pension à cette classe est de 3 fr. 50 et 4 fr.

Art. 11. — *Domestiques au compte des familles.*

Néant.

Art. 12. — *Vente des objets hors de service*.....   334 »
Augmentation de 170 fr. 06 sur 1921.

Art. 13. — *Vente des produits excédant les besoins*   905 06
Augmentation sur 1921.

Art. 14. — *Recettes accidentelles*..............   4.996 32
Diminution de 19.262 fr. 49 sur 1921, par suite de
la suppression en 1922, des tickets de pain qui for-
maient la plus grosse partie de la somme perçue sur
cet article.

Art. 15. — *Entretien des trousseaux de pensionnaires*....... ....   7.170 »
Augmentation de 1.137 fr. 50 sur 1921.
Les prix d'entretien des trousseaux sont de 20 fr.
pour les 1re et 2e classes, 15 fr. pour la 3e et 10 francs
pour la 4e classe.

Art. 16 — *Remboursement de frais de transfé-
rement*...   316 »
Il a été payé sur cet article les frais occasionnés
pour le transfert de malades à d'autres asiles ou des-
tinés à l'asile d'Auch.

            Total des recettes en argent...........   690.913 54

II. — RECETTES EN NATURE.

Art. 17. — *Revenus en nature*........ ......   64.299 01
Ces revenus consistent en :

Légumes et fruits....................	17.183 45
Produits de la Ferme.................	47.115 56
Total égal.........	64.299 01

Art. 18. — *Produit du travail*.................   29.771 50
Consistant en confections et réparations de toutes
natures effectuées dans les divers ateliers de l'Asile,
dont détail suit :

Confections diverses	2.557 60
Blanchissage	12.067 04
Ravaudage............................	3.780 83
Repassage	1.529 73
Tailleur..............................	1.366 20
Cordonnier...........................	1.483 »
Boulanger............................	2.087 10
Travaux de maçonnerie................	300 »
— menuiserie.....................	800 »
— serrurerie......................	900 »
— ferblanterie	1.100 »
Total égal.....	29.771 50

Les articles 17 et 18 se balancent par les articles 35 et 36 des dépenses.

Total des recettes ordinaires du chapitre 1.   784.984 05

CHAPITRE II
RECETTES EXTRAORDINAIRES
(Néant.)

CHAPITRE III
RECETTES SUPPLÉMENTAIRES

Art. 1er. — *Excédent de l'exercice* 1921 . . . . .   234.042 54

Restes à recouvrer :

Art. 2. — *Au compte du Gouvernement Espagnol*, transfert d'une malade en 1915.....   40   »

Art. 3. — *Au compte de l'Espagne*, (année 1916)....................................   579 20

Art. 4. — *Au compte de l'Espagne*, 2e trimestre 1917............................   142 40

Art. 5. — *Au compte de la Meuse*, transfert 1918.............................   49 65

Art. 6. — *Au compte d'une pensionnaire de 4e classe*, 4e trimestre 1918..............   153   »

Art. 7. — *Au compte du Ministère de l'Intérieur* 4e trim. 1918 (solde)......................   3.758 80

Art. 8. — *Au compte de la Justice*, 3e et 4e trimestre 1918............,..................   315   »

Art. 9. — *Au compte de l'Espagne*, année 1918..,..............,...................   746   »

Art. 10. — *Au compte de l'Espagne* (année 1919).............................   876   »

Art. 11. — *Au compte de Seine*, rapatriement Bée, Blanche 1919.........   6 10

Art. 12. — *Au compte du Gers*, transfert Maupas 1919.....................   22 75

Art. 13. — *Au compte de la Gironde*, (4e trimestre 1920......................   938 40

Art. 14. — *Au compte de l'Espagne*
(année 1920) ....   1.870 »

Art. 15. — *Au compte du Gers*, 4ᵉ trimestre 1921
(partie).... ....   8.298 »

Art. 16. — *Au compte d'Armentières*, 4ᵉ tr. 1921   386 40

Art. 17. — *Au compte de la Gironde*, 4ᵉ tr. 1921.   1.159 20

Art. 18. — *Au compte de la Haute-Garonne*,
4ᵉ trim. 1921...............................   386 40

Art. 19. — *Au compte du Nord*, 4ᵉ trim 1921....   1.159 20

Art. 20. — *Au compte de l'Intérieur État B.*
3ᵉ trim. 1921 ....   18.160 80

Art. 21. — *Au compte de l'Intérieur État B.*
4ᵉ trim. 1921. ....   17.724 »

Art 22. — *Au compte de l'Intérieur État C.*
1921.......................................   60.039 »

Art. 23. — *Au compte du Gouver-*
nement Espagnol, année 1921.......   1.881 60
                                              ____

Total des recettes supplémentaires.....   345.429 34

RÉCAPITULATION DES RECETTES.

Recettes (droits acquits) :
Recettes ordinaires..............   885.756 50
    —   supplémentaires.. ...'..   586.776 98
                                     ____
    Total des recettes.........   1.472.533 48

    Recettes (en argent) :

Recettes ordinaires................   690.913 54
    —   supplémentaires..........   111.386 80
                                       ____
    Total des recettes en argent.   802.300 34

ARTICLES DU BUDGET	NATURE DES DÉPENSES	CRÉDITS OUVERTS	DÉPENSES effectuées	RESTES à PAYER	RESTES à ANNULER
	CHAPITRE I — DÉPENSES ORDINAIRES *Seciton I. — Dépenses en argent.*				
1	Traitement du directeur-médecin	13.000 »	12.750 »	»	250 »
2	— du receveur-économe	6.729 96	8.720 »	»	»
3	— des employés de l'administration	18.150 »	16.083 30	»	2.366 70
4	— — du service médical	3.600 »	1.347 »	»	2.252 »
5	— des aumôniers	5.250 »	5.250 »	»	»
6	Vestiaire des sœurs	5.100 »	5.100 »	»	»
7	Solde des préposés et servants	58.000 »	54.078 31	»	7.921 69
8	Frais de culte	500 »	339 25	»	660 75
9	— de sépulture	1.000 »	994 29	»	505 71
10	— d'administration	5.500 »	4.078 28	»	921 72
11	Contributions	1.800 »	1.055 18	»	1.244 82
12	Assurances	1.500 »	3.242 30	»	»
13	Blé et mouture	85 000 »	109.593 12	»	406 88
14	Viande	100.000 »	58.353 36	»	41.646 64
15	Vin	25.000 »	44.008 33	»	»
16	Comestibles	110.000 »	121.189 51	»	»
17	Pharmacie	10.000 »	7.319 31	»	4.680 69
18	Tabac	1.200 »	1.200 »	»	»
19	Lingerie et vêtures	50.000 »	43.730 20	»	6.269 80
20	Coucher	20.000 »	18.722 »	»	1.268 »
21	Meubles et ustensiles	20 000 »	18.036 78	»	1.963 22
22	Blanchissage	6.000 »	3.239 60	»	2.760 40
23	Chauffage	35.000 »	37.699 67	»	»
24	Eclairage	8.000 »	7.279 53	»	720 47
25	Entretien des bâtiments et murs	20.000 »	7.295 35	»	12.704 65
26	Propriétés, frais de culture	10.000 »	4.670 75	»	5.329 25
27	Gratifications aux travailleurs	8.000 »	7.888 50	»	111 50
28	Fourrage et litière	1.500 »	823 68	»	676 32
29	Dépenses imprévues	5.000 »	1.827 30	»	3.172 70
30	Frais de transfèrement	600 »	333 »	»	267 »
31	Energie électrique, force motrice	2.500 »	2.154 95	»	345 05
32	Frais de recherches d'aliénés évadés	500 »	65 85	»	434 15
33	Indemnité de Congrès	1.500 »	1.500 »	»	»
34	Abonnements, cotisations	1.000 »	335 »	»	665 »
35	Travaux à exécuter	125.000 »	»	125.000 »	»
	Total des dépenses en argent	865.429 96	610.313 70	125.000 »	100.046 11
	Section II. — Dépenses en nature.				
36	Revenus en nature	80.000 »	64.299 01	»	15.700 99
37	Produit du travail	30.000 »	29.771 50	»	228 50
	Total des dépenses ordinaires	873.429 96	704.384 21	125.000 »	115.975 60

CHAPITRE II. — DÉPENSES EXTRAORDINAIRES

[Néant].

CHAPITRE III. — DÉPENSES SUPPLÉMENTAIRES

Section I. — Restes à payer de l'exercice 1921.

[Néant].

ARTICLES DU BUDGET	NATURE DES DÉPENSES.	CRÉDITS OUVERTS	DÉPENSES effectuées	RESTES à PAYER	RESTES à annuler
	Section 2. — Crédits additionnels.				
1	Indemnité de direction	1.500 »	1.500 »	»	»
2	Traitement du Receveur-Econome	1.990 04	»	»	»
3	— des employés de l'administration	300 »	»	»	»
4	Solde des préposés et servants	4.000 »	»	»	»
5	Frais de culte	500 »	»	»	»
6	— de sépulture	500 »	»	»	»
7	Contributions	200 »	»	»	»
8	Assurances	1.510 »	»	»	»
9	Blé et mouture	25.000 »	»	»	»
10	Vin et vinaigre	17.500 »	»	»	»
11	Comestibles	10.000 »	»	»	»
12	Energie électrique, force motrice	500 »	»	»	»
13	Imprévus pour travaux	20.000 »	»	20.000 »	»
14	Pharmacie et laboratoire	2.000 »	»	»	»
		85.500 04	1.500 »	20.000 »	»

	Section III. — Autorisations spéciales	CRÉDITS OUVERTS	DÉPENSES effectuées	RESTES à PAYER	RESTES à annuler
1	Assurances	232 30	»	»	»
2	Contributions	300 »	»	»	»
3	Vin	1.508 33	»	»	»
4	Comestibles	1.189 51	»	»	»
5	Chauffage	2.699 67	»	»	»
	TOTAL des dépenses supplémentaires	91.429 85	1.500 »	20.000 »	»
	TOTAL des dépenses ordinaires	875.429 96	704.384 21	125.000 »	115.975 60
	TOTAL GÉNÉRAL des dépenses	966.859 81	705.884 21	145.000 »	115.975 60

DETAIL DES DÉPENSES :

SECTION I. — DÉPENSES EN ARGENT.

Art. 1. — *Traitement du Directeur-Médecin* ..   12.750 »

Crédit alloué budget primitif................. 13.0.0 »
Dépense effectuée............................ 12.750 »

Reste à annuler.....   250 »

Pas d'observation.

Art. 2. — *Traitement du Receveur-Econome*.   8.720 »

Crédit alloué budget primitif................. 6.729 96
—   —   additionnel 1.990 04

Ensemble... 8.720 »
Dépense effectuée............................ 8.720 »

Reste à annuler   »

Pas d'observation.

**Art 3. — *Traitement des employés de l'Adminis-
tration*...** . 16.083 30

Crédit alloué budjet primitif................. 18.150 »
—   —   additionnel ....   300 »

Ensemble... 18.450 »
Dépense effectuée............................ 16.083 30

Reste à annuler   2.366 70

Pas d'observation.

Art. 4. — *Traitement du service médical*.......   1.347 »

Crédit alloué, budget primitif................. 3.600 »
Dépense effectuée............................ 1.347 »

Reste à annuler.......   2.253 »

Pas d'observation.

Art. 5. — *Traitement des aumôniers*.............. 5.250 »

Crédit alloué, budget primitif.................. 5.250 »
Dépense effectuée.........·.................. 5.250 »

Reste à annuler... »

Sur cette somme de 5.250 fr., l'aumônier suppléant y figure pour 150 fr. par an.

Art. 6. — *Vestiaire des sœurs*.............. 5.100 »

Crédit alloué, budget primitif.................. 5.100 »
Dépense effectuée .... 5.100 »

Reste à annuler....... »

Pas d'observation.

Art. 7. — *Solde des préposés et servants*....... 54.078 31

Crédit alloué, budget primitif.................. 58.000 »
—   —   additionnel .... 4.000 »

Ensemble...., 62.000 »
Dépense effectuée.................. 54.078 31

Reste à annuler.... 7.921 69

Pas d'observation.

Art. 8. — *Frais de Culte*.............. 339 25

Crédit alloué, budget primitif.............. 500 »
—   —   additionnel .... 500 »

Ensemble.... 1.000 »
Dépense effectuée.................. 339 25

Reste à annuler.... 660 75

Pas d'observation.

Art. 9. — *Frais de Sépulture* 994 29

Crédit alloué, budget primitif.................. 1.000 »
—   —   additionnel .... 500 »

Ensemble........ 1.500 »
Dépense effectuée.... .... 994 29

Reste à annuler.... 505 71

Façon de 33 fosses à 8 fr.................., 264 »
Bois pour bières.................., 359 36
Calicot pour suaires.................. .... 362 88
Divers.................. .... 8 15

Total égal.............. 994 29

Art. 10. — *Administration*..................... 4.078 28

> Crédit alloué, budget primitif............... 5.000 »
> Dépense effectuée 4.078 28
> Reste à annuler... 921 72

Pas d'observation.

Art. 11. — *Contributions*..................... 1 055 18

> Crédit alloué, budget primitif............... 1.800 »
>   —   —   additionnel............... 200 »
> Autorisation spéciale du 1 mari 1923........... 300 »
> Ensemble... 2.300 »
>
> Dépense effectuée......................... 1.055 18
> Reste à annuler... 1.244 82
>
> Impôts Asile et Ferme...................... 787 63
>   — Lavacan............................ 145 45
> Taxe des prestations...................... 86 »
>   — chiens............................ 6 »
> billard.................................. 30 10
> Total égal.... 1.055 18

Art. 12. — *Assurances*..................... 3.242 30

> Crédit alloué, budget primitif............... 1.500 »
>   —   —   additionnel............... 1.510 »
> Autorisation spéciale du 11 janvier 1923....... 232 30
> Ensemble...... 3.242 30
> Dépense effectuée 3.242 30
> Reste à annuler.... »
>
> Incendie : Asile et ferme.................. 2.356 45
>   — Lavacan...................... 237 70
>   — Beaulieu 91 30
> Accidents du travail...................... 478 95
>   — chevaux et voitures................ 77 90
> Total égal.......... 3.242 30

Les tarifs d'assurances Incendie ont été augmentés dans de notables proportions au cours de l'année 1922, ce qui a eu pour résultat l'augmentation correspondante des capitaux assurés d'où la demande d'autorisation spéciale formulée le 11 janvier 1923, pour permettre d'effectuer la dépense ci-dessus.

Art 13. — *Blé et mouture*............... 109.593 12

> Crédit alloué, budget primitif............... 85.000 »
>   —   —   additionnel............... 25.000 »
> Ensemble...... 110.000 »
> Dépense effectuée.... .... 109.593 12
> Reste à annuler... 406 88

```
Achat de 132.600 kilos de blé, prix divers.....  106.605   »
Mouture de 136,600 kilos .......................    2.988  12
                                                   ──────────
                   To'al égal.................... 109.593  12
```

a) Dépense réelle de blé :

```
Restant de 1921..   (Néant).
Acheté...........  132.600 kilos (prix divers).....  106.605   »
Récolté.........    4 000 kilos à 82 frs. .........    3.280   »
                                                      ─────────
                   136.600  » de blé coûtant.......  109.885   »
```

La dépense réelle de blé est de 109.885 fraucs,

b) Dépense en farine :

136,600 kil. de blé ont passé au moulin et ont produit 100.742 kil. 50 de farine, desquels il faut défalquer le restant en magasin au 31 décembre 1922, (1 834 kil. 50, soit un total de 98.908 kil. de farine consommée en 1922, donnant un rendement de 72,40 %, et 25.612 kil. 50 de son, soit un rendement de 18,75 %.

Le rendement total du blé en produits de mouture est donc de 91,15 %.

Le prix de revient de la farine s'établit ainsi :

```
Dépense réelle de blé ........................  109.885   »
Frais de mouture.............................    2.988  12
                                                ─────────
                                      soit      112.873  12
A déduire 25.612 k. 50 de son à 38 fr. 60 les 100 k.   9.886  42
                                                ─────────
                   Prix de la farine...........  102.986  70
```

mettant les 100 kilos à 102 fr. 22.

c) Production du pain :

Il a été livré à la boulangerie 98,908 kil. de farine, qui ont produit 132 255 kil. de pain, soit un rendement de 133,62 %, rendement inférieur de 5,69 % à celui de 1921.

d) Prix de revient du pain :

```
Farine employée, 98,908 kil à 102 fr. 22........  101.103 75
Sel employé, 1,470 kil., à 0 fr. 35.. .........       514 50
Bois brûlé, 38,400 kil., à 7 fr. 40 les 100 kil.....  2.841 60
Energie électrique.............................       452 62
Eclairage......................................        41   »
Traitement du boulanger........................     1.500   »
l'école des malades employés...................        96 50
Supplément de nourriture aux précédents........     2.847   »
Entretien et réparations.......................       245   »
                                                   ──────────
                                  Total.......  109.641 97
A déduire, 5,033 kilos de braise, à 0 fr. 15.......   754 95
                                                   ──────────
                   Prix global du pain............ 108.887 02
```

mettant le kilo à 0 fr. 823, soit 0 fr. 104 de plus que l'année dernière.

e) Consommation du pain :

Il a été consommé 132.255 kil. de pain pour 211,045 journées repas, ce qui met la ration moyenne individuelle à 0,626 grammes par jour.

Art. 14. — *Viande.*   58.353 36

```
Crédit alloué, budget primitif...................  100.000  »
Dépense effectuée...............................   58.353 36
                                                   ─────────
                        Reste à annuler...  41.646 64
                                                   ─────────

Acheté, 25,534 kil. à 2,25 .....................   57.001 50
   —     102 boîtes Roasbeef, prix divers........     764 30
Octroi pour viande importée de la ferme.........     587 56
                                                   ─────────
                        Total égal.............  58.353 36
```

A quoi il faut ajouter, pour établir la consommation réelle; les quantités suivantes fournies par la ferme :

```
Porc ....................  787 kil à 3 fr. 25.....  2.557 75
Bœuf.................  530  »   à 2   25.......  1.192 50
Veau...................  279  »   à 2   25......     627 75
Saucisse..............  114  »   à 3   50......     399  »
Boudin................   73  »   à 2   50......     182 50
Lard ..................  909  »   à 3   50......   3.181 50
Jambon ..............  468  »   à 3   50......   1.631  »
Saucisson............   59  »   à 3   50......     206 50
Couennes............  331  »   à 2   »......      662  »
Fromage de tête .....   69  »   à 3   »......      207  »
Pâté ...............   58  »   à 3   »......      174  »
Viande de ventre.....  110  »   à 2   »......      220  »
Graisse en rame......  876 kil. à 3   50......   3.066  »
Pour les........   50 unités  à 7   »......      350  »
                                                 ─────────
                Total.............  14.657 50
```

Le tout représentant une consommation totale en argent, de viandes diverses, de 73.010 fr. 86.

La diminution sur 1921 de 50 353 fr. 94, est due au prix de la viande qui a été payée pendant toute l'année 1922 à 2 fr. 25 le kilo, prix de l'adjudication, contre 8 fr. 20 et 4 fr. 60 en 1921.

Art. 15. — *Vin et vinaigre.*   44.008 33 »

```
Crédit alloué, budget primitif ..................  25.000  »
   —          —      additionnel ..............  17.500  »
Autorisation spéciale du 1er mars 1923..........   1.508 33
                        Ensemble ......  44.008 33
Dépense effectuée..............................   44.008 33
                        Reste à annuler...        »
```

Augmentation de 6,089 fr. 91 sur 1921.

Dépense réelle :
Acheté.... 38.823 litres, prix divers............. 43.731 13
— .... 1.029 » » » 277 20
Récolté... 5.000 » à 1 fr. .... 5.000 »

Total....... 49.008 33

Art. 16. — *Comestibles*........................ 121.189 51

Crédit alloué, budget primitif .... 110.000 »
— — additionnel .... 10.000 »
Autorisation spéciale du 1ᵉʳ mars 1923........... 1.189 51
Ensemble..... 121.189 51
Dépense effectuée 121.189 51
Reste à annuler... »

Diminution de 17.268 fr. 06 sur 1921 ; sur cet article, est compris le poisson consommé dans l'établissement.

Art. 17. — *Pharmacie et laboratoire*........... 7.319 31

Crédit alloué, budget primitif................... 10.000 »
— — additionnel................ 2.000 »
Ensemble .... 12.000 »
Dépense effectuée........................... 7.319 31
Reste à annuler....... 4.680 69

Augmentation de 3,169 fr. 42 sur 1921, par suite d'achat d'instruments de chirurgie et de laboratoire dont l'asile était complètement dépourvu.

Art. 18. — *Tabacs* .... 1.200 »

Crédit alloué, budget primitif................... 1.200 »
Dépense effectuée .... 1.200 »
Reste à annuler..... »

Pas d'observation.

Art. 19. — *Lingerie et vêtures*............... 43.730 20

Crédit alloué, budget primitif................... 50.000 »
Dépense effectuée........................... 43.730 20
Reste à annuler....... 6.269 80

Augmentation de 10.940 fr. 04 sur 1921.

Pas d'observation.

Art. 20. — *Coucher* .... 18.732 »

Crédit alloué, budget primitif .... 20.000 »
Dépense effectuée .... 18.732 »
          Reste à annuler .... 1.268 »

Pas d'observation.

Art. 21. — *Meubles et ustensiles* 18.036 78

Crédit alloué, budget primitif .... 20.000 »
Dépense effectuée 18.036 78
          Reste à annuler 1.963 22

Augmentation de 3.214 fr. 22 sur 1921.
Pas d'observation.

Art. 22. — *Blanchissage* 3.239 60

Crédit alloué, budget primitif .... 6.000 »
Dépense effectuée 3.239 60
          Reste à annuler 2.760 40

Diminution de 2.604 fr. 25 sur 1921.
Pas d'observation.

Art. 23 — *Chauffage*. 37.699 67

Crédit alloué, budget primitif .... 35.000 »
Autorisation spéciale du 1er mars 1923 .... 2.699 67
          Ensemble 37.699 67
Dépense effectuée 37.699 67
          Reste ...., »

Bois, 201.150 kilos à 7,40 les 100 kil 14.885 10
Charbon, houille, anthracite 38.170 k., prix divers 5.637 30
Coke, 124.212 kil. prix divers 16.847 67
Charbon de bois, 488 kilos, prix divers 329 60
          Total égal 37.699 67

Art. 24. — *Eclairage* 7.279 53

Crédit alloué, budget primitif .... 8.000 »
Dépense effectuée 7.279 53
          Reste à annuler 720 47

Augmentation de 734 fr. 39 sur 1921.

Pétrole, essence, bougies, alcool, allumettes 760 25
Eclairage électrique, gaz, compteurs 5.730 18
Lampes électriques .... 455 »
Dépenses diverses et fournitures 334 10
          Total égal 7.279 53

Art 25. — *Entretien des bâtiments et murs* 7.295 35

Crédit alloué, budget primitif .... 20.000 »
Dépense effectuée 7.295 35
          Reste à annuler 12.704 65

Diminution de 6.084 fr. 29 sur 1921
Pas d'observation.

Art. 26. — *Propriétés (frais de culture)*........ 4.670 76

Crédit alloué, budget primitif.................... 10.000 »
Dépense effectuée.................... 4.670 75
Reste à annuler......... 5.329 25

Diminution de 1.687 fr. 06 sur 1921.
Pas d'observation.

Art. 27. — *Gratifications aux travailleurs*..... 7.888 50

Crédit alloué, budget primitif................. 8.000 »
Dépense effectuée........................ 7.888 50
Reste à annuler............ 111 50

Augmentation de 3.172 fr. 30 sur 1921.

Gratification aux travailleurs... .... 7.866 10
Pécule de sortie à malades................. 22 40
Total égal............ 7.888 50

Art. 28. — *Fourrages et litières*............... 823 68

Crédit alloué, budget primitif................. 1.500 »
Dépense effectuée........................ 823 68
Reste à annuler.............. 676 32

Diminution de 388 fr. 12 sur 1921.

Paille, 6.380 kilos, prix divers................ 823 68

Art. 29. — *Dépenses imprévues*............... 1.827 30

Crédit alloué, budget primitif................. 5.000 »
Dépense effectuée........................ 1.827 30
Reste à annuler............. 3.172 70

Diminution de 215 fr. 69 sur 1921.

Pas d'observation.

Art. 30. — *Frais de transfèrement*............ 333 »

Crédit alloué, budget primitif................. 600 »
Dépense effectuée........................ 333 »
Reste à annuler................. 267 »

Dépense balancée par des titres de recettes de valeur correspondante.

Art 31. — *Energie électrique, force motrice*..   2.154 95

Crédit alloué, budget primitif...............   2.500 »
—   — additionnel...............   500 »
Ensemble.............   3.000 »
Dépense effectuée........................   2.154 95
Reste à annuler........   845 05

Payé à la Compagnie du gaz, force motrice (pompes, pétrin, entretien des compteurs en 1922.)

Art. 32. — *Frais de recherches d'aliénés évadés.*   65 85

Crédit alloué, budget primitif...............   500 »
Dépense effectuée.......................   65 85
Reste à annuler.........   434 15

Pas d'observation.

Art. 33. — *Indemnité de Congrès au Directeur*   1.500 »

Crédit alloué, budget primitif...............   1.500 »
Dépense effectuée.......................   1.500 »
Reste à annuler...............   »

Pas d'observation.

Art. 34. — *Abonnements, cotisations........ ....*   335 »

Crédit alloué, budget primitif...............   1.000 »
Dépense effectuée.......................   335 »
Reste à annuler.......   665 »

Pas d'observation.

Art. 35. — *Travaux à exécuter...............*   »

Crédit alloué, budget primitif...............   125.000 »
—   — additionnel............   20.000 »
Ensemble...............   145.000 »

Aucune dépense n'ayant été payée sur cet article au cours de l'année 1921, les crédits sont reportés sur 1922.

SECTION II. — DÉPENSES EN NATURE.

Art. 36. — *Revenus en nature............ ,..*   64.099 01

Crédit alloué, budget primitif...............   80.000 »
Dépense effectuée.......................   64.299 01
Reste à annuler...............   15.700 99

ART 37. — *Produit du travail*.. .. .. 29.771 50

Crédit alloué, budget primitif.......... ..... 30.000 »
Dépense eff etuée....................•......... 29 771 50
        Reste à annuler........ 228 50

Les articles 36 et 37 se balancent par les articles 17 et 18 des recettes.

    Total des dépenses ordinaires.......... . 704.384 21

CHAPITRE II. — DÉPENSES EXTRAORDINAIRES (Néant).

CHAPITRE III. — DÉPENSES SUPPLÉMENTAIRES.

SECTION I. — Restes à payer de l'exercice 1921. 115.000

SECTION II. — CRÉDITS ADDITIONNELS.

Art 1. – Indemnité au directeur, un crédit de 1.500 francs...................................... ...... 1.500 »

Art. 2.—Traitement du receveur-économe, un crédit de 1 990 fr. 04 rattaché à l'art. 2, budget primitif.

Art. 3. — Traitement des employés de l'administration, un crédit de 300 fr. rattaché art. 3, budget primitif.

Art. 4. — Solde des préposés et servants, un crédit de 4.000 fr. rattaché à l'art. 7, budget primitif.

Art. 5. — Frais de culte, un crédit de 500 fr. rattaché à l'article 8, budget primitif.

Art. 6. — Frais de sépulture., un crédit de 500 fr. rattaché à l'article 9, budget primitif.

Art 7. — Contributions, un crédit de 200 fr. rattaché à l'article 11, budget primitif.

Art. 8. — Assurances, un crédit de 1.510 fr. rattaché à l'article 12, budget primitif.

Art. 9. — Blé et monture, un crédit de 25.000 fr. rattaché à l'art. 13, budget primitif.

Art 10. — Vin et vinaigre, un crédit de 17.500 fr. rattaché à l'article 15, budget primitif.

Art. 11. — Comestibles, un crédit de 10.000 fr. rattaché à l'article 16, budget primitif.

Art. 12. — Energie é ectrique, (force motrice) un crédit de 500 fr. rattaché à l'art. 31, budget primitif.

Art. 13. — Imprévus pour travaux, un crédit de 20.000 francs.

Art. 14. — Pharmacie et laboratoire, un crédit de 2.000 fr rattaché à l'article 17, budget primitif.

Autorisations spéciales.

Art. 1. — Assurances, un crédit de 232 francs 30 rattaché à l'article 12, budget primitif.

Art. 2. — Contributions, un crédit de 300 fr. rattaché à l'art. 11, budget primitif.

Art. 3. - Vin, un crédit de 1.508 fr. 33 rattaché à l'article 15, budget primitif.

Art. 4. — Comestibles, un crédit de 1.189 francs 51 rattaché à l'article 16, budget primitif.

Art. 5. — Chauffage, un crédit de 2.699 fr. 67 rattaché à l'article 23, budget primitif.

Total des dépenses supplémentaires..	1.500 »
Dépenses ordinaires...............	704.384 21
Total général des dépenses............	705.884 21

Récapitulation des dépenses

Dépenses ordinaires...............	875.429 96
Dépenses supplémentaires..........	91.429 85
Total général des dépenses...	966.859 81
Dépenses en argent	611.813 70

BALANCE

Résultat de l'exercice 1922

Recettes (en argent)...............	802.300 34
Dépenses en (argent).............	611.813 70
Excédent de recettes........	190 486 64

SITUATION FINANCIÈRE AU 31 DÉCEMBRE 1922

Recettes (de toute nature)....	1.472.533 48
Dépenses (de toute nature)........	705.884 21
Excédent de recettes.	766.649 27

D'où il convient de déduire les restes à recouvrer de l'exercice clos et des exercices antérieurs, soit 342.120 09
pour avoir l'excédent de recettes au 31 décembre 1922 de .... 424.529 18 .

Somme conforme au résultat du compte-rendu administratif et du compte de gestion du Receveur-Econome.

Excédent de recettes au 31 décembre 1921.......................... 234.042 54

Excédent de recettes au 31 décembre 1922.......................... 190.486 64

Excédent de recettes au 31 décembre 1922................ 424.529 18

Considérations générales

L'état sanitaire de l'établissement a été satisfaisant pendant l'année 1922. Aucune épidémie n'est venue augmenter la mortalité dont le taux pendant les 3 dernières années oscille entre 35 et 44 décès pour une population variant de 510 à 539 malades. Le pourcentage de la mortalité pour l'année 1922 a été de 5/8 pour 100. Deux cas de fièvre typhoïde cliniquement caractérisés ont été observés ; à aucun moment ils n'ont présenté de complications, et leur évolution vers la guérison, s'est effectuée dans des conditions normales.

Ce sont les démences, (organique ou sénile), qui ont fourni le plus grand nombre de décès (15 sur 34) ; la paralysie générale 3 décès. Cette dernière maladie est rare dans le département, ce qui s'explique par la prédominance d'une population rurale, où la syphilis est assez peu répandue, du moins dans ses manifestations nerveuses. En 1922, on ne compte qu'un seul cas de paralysie générale sur un nombre total de 64 admissions.

La difficulté de recrutement (du personnel infirmier masculin et féminin, qui est fonction de la rareté de la main-d'œuvre en France, a pour conséquence de réduire le contingent qui serait nécessaire au fonctionnement normal de l'asile. Des relèvements successifs de salaires, n'ont pas jusqu'ici abouti à une amélioration de cet état de choses. Aussi, le service de veille, dont l'importance n'est pas à démontrer, est-il actuellement insuffisant ;

Il est limité aux quartiers d'infirmerie ou de traitement, et à un quartier de malades agités. Dans chaque section où il fonctionne, il n'est assuré que par un infirmier ou une infirmière, ce qui est un minimum indispensable, mais pratiquement insuffisant quand il s'agit de malades dont les réactions sont parfois désordonnées, violentes, et aussi dangereuses. Malgré mon désir de porter remède à cette situation, il ne m'a pas encore été possible de rassembler un contingent d'infirmiers ou d'infirmières suffisant pour organiser un service de veille qui puisse donner toutes les garanties de surveillance effective des malades, et aussi toute sécurité pour le personnel attaché à ce service. Cette organisation sera d'autant plus nécessaire, que bientôt deux nouveaux quartiers seront affectés au traitement et à l'observation des malades aigus, aussi sera-t-elle réalisée dès que les circonstances seront plus favorables, et je n'hésiterai pas, s'il le faut, à demander pour le personnel de veille une augmentation de salaires.

La construction des deux quartiers supplémentaires annexés aux deux quartiers d'infirmerie et d'observation, est actuellement en bonne voie d'exécution. Il est permis d'attendre de ces deux nouvelles créations, des avantages appréciables. Ces deux quartiers qui donneront à l'établissement une cinquantaine de places, faciliteront l'extension des méthodes d'alitement, qui constituent une des bases de la thérapeutique des maladies mentales, et, en décongestionnant des quartiers, dont la population est trop dense, ils assureront une hygiène meilleure. La proximité du service hydrothérapique dont la réorganisation est prochaine, et qui sera réalisée au moment où les nouveaux quartiers seront mis en service, permettra de combiner avec l'alitement, la pratique des bains prolongés, dont l'efficacité dans le traitement des états d'agitation n'est plus à démontrer.

Ainsi se poursuit peu à peu l'exécution du programme d'améliorations et d'organisations intérieures, qui a fait l'objet de mon rapport au Conseil général en 1921, et pour la réalisation duquel l'Assemblée départementale a bien voulu, sous la forme d'une augmentation du prix de journée, créer les ressources indispensables. Parallèlement, l'hospitalisation des malades a pu être améliorée, au point de vue du confort et du régime alimentaire, que les difficultés économiques d'après guerre, et l'augmentation du prix de la vie avaient réduits dans des proportions anormales, et qu'il importait de rétablir et de développer, aussitôt que la situation financière de l'établissement en fournirait les moyens.

J'ai le devoir en terminant, Monsieur le Préfet, d'adresser mes remerciements à la Commission de surveillance, pour les avis éclairés et judicieux, les encouragements et les directives qu'elle veut bien me donner, et qui facilitent l'accomplissement de ma tâche.

Le Directeur-Médecin,

Jean ROBERT.